Karla Valle
Mario Hurtado

Revision documental sobre uso de telemedicina en Latinoamerica

Karla Valle
Mario Hurtado

Revision documental sobre uso de telemedicina en Latinoamerica

Uso de telemedicina en Salud Ocupacional

Editorial Académica Española

Imprint

Any brand names and product names mentioned in this book are subject to trademark, brand or patent protection and are trademarks or registered trademarks of their respective holders. The use of brand names, product names, common names, trade names, product descriptions etc. even without a particular marking in this work is in no way to be construed to mean that such names may be regarded as unrestricted in respect of trademark and brand protection legislation and could thus be used by anyone.

Cover image: www.ingimage.com

Publisher:
Editorial Académica Española
is a trademark of
Dodo Books Indian Ocean Ltd. and OmniScriptum S.R.L publishing group

120 High Road, East Finchley, London, N2 9ED, United Kingdom
Str. Armeneasca 28/1, office 1, Chisinau MD-2012, Republic of Moldova, Europe
Managing Directors: Ieva Konstantinova, Victoria Ursu
info@omniscriptum.com

Printed at: see last page
ISBN: 978-620-0-03295-9

Revisión documental sobre el uso de telemedicina en salud ocupacional en Latinoamérica

Documentary review on the use of telemedicine in occupational health in Latin America

Karla Vanessa Valle Martínez[1]
Maestranda en Salud Ocupacional. Universidad Nacional Autónoma de Nicaragua, Managua
Centro de Investigaciones y Estudios de la salud. UNAN-Managua/CIES.
Correo electrónico: drakvalle@gmail.com
https://orcid.org/0009-0002-1896-0424

Mario José Hurtado[2]
Docente Investigador. Universidad Nacional Autónoma de Nicaragua, Managua
Centro de Investigaciones y Estudios de la salud. UNAN-Managua/CIES Correo electrónico: mario.hurtado@cies.unan.edu.ni
https://orcid.org/0000-0002-2428-4648

RESUMEN

Este trabajo de revisión documental tiene como objetivo explorar el potencial de la telemedicina en el ámbito de la salud ocupacional en Latinoamérica y países pioneros en este campo. Para ello, se recopiló y sintetizó información proveniente de investigaciones recientes que abordan el uso de esta tecnología en la salud ocupacional, con el fin de identificar las áreas donde se está implementando y destacar sus fortalezas. La revisión se llevó a cabo a través de plataformas como Ebsco, Proquest, Jstor, Mendeley y Google Académico, utilizando términos MESH en español, como "salud ocupacional" y "telemedicina". De un total de 578 estudios identificados, solo 17 cumplieron con los criterios de inclusión relacionados con la salud ocupacional, mientras que 561 fueron excluidos. Los principales resultados indican que la expansión de las Tecnologías de Información y Comunicación (TIC) ha facilitado la implementación de servicios de telemedicina, ampliando la cobertura de servicios ofrecidos por empresas de salud ocupacional. Esto no solo ha reducido los costos operativos, sino que también ha incrementado la competitividad de las empresas. Además, los trabajadores han mostrado altos niveles de satisfacción y aceptación hacia esta tecnología, lo que ha fomentado la medicina preventiva, la gestión de riesgos laborales, la educación en seguridad e higiene ocupacional, y el seguimiento de patologías laborales.

Palabras claves: telemedicina, medicina ocupacional, salud ocupacional.

ABSTRACT

This documentary review article aims to explore the potential of telemedicine in the field of occupational health, in Latin America and pioneer countries in this field. To this end, information from recent research that addresses the use of this technology in occupational health was collected and synthesized, in order to identify the areas where it is being implemented and highlight its strengths. The review was carried out through platforms such as Ebsco, Proquest, Jstor, Mendeley and Google Scholar, using MESH terms in Spanish, such as "occupational health" and "telemedicine." Of a total of 578 studies identified, only 17 met the inclusion criteria related to occupational health, while 561 were excluded. The main results indicate that the expansion of Information and Communication Technologies (ICT) has facilitated the implementation of telemedicine services, expanding the coverage of services offered by occupational companies. This has not only reduced operating costs but also increased the competitiveness of companies. In addition, workers have shown high levels of satisfaction and acceptance towards this technology, which has promoted preventive medicine, occupational risk management, education in occupational safety and hygiene, and monitoring of occupational pathologies.

Keywords: telemedicine, occupational medicine, occupational health

INTRODUCCIÓN

La Organización Mundial de la Salud (OMS, 2016), define la telemedicina como "la prestación de servicios de atención de la salud, donde la distancia es un factor crítico, por todos los profesionales de la salud que utilizan tecnologías de la información y de la comunicación para el intercambio de información válida para el diagnóstico, tratamiento y prevención de enfermedades y lesiones, la investigación y la evaluación, y para la formación continuada de los profesionales de la salud, todo en aras de avanzar en la salud de los individuos y sus comunidades" (OPS, 2016, p.12).

De acuerdo con cifras de la Organización Internacional del Trabajo (OIT), cada año 402 millones de personas sufren accidentes o enfermedades laborales no fatales y 2,9 millones de trabajadores mueren por estas causas. La falta de seguridad y salud en el trabajo representa una pérdida del 5,4% del PIB mundial (Ponce, 2022, p. 61).

Según León (2020), "El servicio de medicina en seguridad y salud en el trabajo, es clasificado como un servicio de consulta externa" (p.7). En este se realizan evaluaciones médicas ocupacionales que incluyen el historial médico y ocupacional, examen físico que podrían incluir, valoraciones complementarias como apoyo al diagnóstico (audiometría, visiometría, espirometría, según aplique), exámenes de ingreso, egreso y periódicos de los trabajadores y valoraciones de la aptitud para el trabajo, con esto se logra dar un diagnóstico del estado actual de salud del trabajador. Con el avance de las tecnologías de información y comunicación (TIC), la telemedicina es utilizada en todas las especialidades médicas incluyendo la salud ocupacional. Según el informe de la OIT se realizó un estudio sobre las condiciones laborales a 3.500 trabajadores que residen en 75 países de todo el mundo y que trabajan en cinco plataformas anglófonas dedicadas a la asignación de micro tareas. Dicho informe destaca como las innovaciones digitales han transformado el trabajo.en algo más fluido, informal, flexible y móvil. Sin embargo, estos trabajadores fueron categorizados como independientes, careciendo así de protección social. En consecuencia, el informe ofrece una serie de recomendaciones para mejorar estas condiciones laborales. (OIT, 2019).

En Nicaragua, a pesar de que el Ministerio del Trabajo (MITRAB), como entidad regulatoria del sector laboral, no ha establecido directrices específicas para la implementación de la telemedicina con enfocada en la salud ocupacional, ya existen experiencias en su aplicación. Entidades como consultorios, clínicas, y médicos privados han comenzado a ofrecer asistencia virtual mediante diversas herramientas tecnologías y aplicaciones. Estas soluciones facilitan una comunicación rápida y efectiva, permitiendo una atención personalizada. Aunque no se cuenta con la presencia física del paciente (trabajador, en este caso), es posible realizar seguimiento virtual en un tiempo determinado.

En la actualidad, la teledermatología ocupacional es la modalidad de telemedicina con mayor experiencia. Un estudio realizado por Rollón, Peña y Meir (2014), demostró que esta herramienta es altamente útil para el Médico del Trabajo, ya que facilita el acceso a servicios especializados y permite un diagnóstico y tratamiento precoz. La teledermatología mejora el seguimiento de los pacientes, contribuye a evitar ausencias prolongadas del puesto de trabajo, ya sea por tiempos de consulta o incapacidad laboral relacionada con enfermedades profesionales, y, lo más importante, ayuda en la prevención de enfermedades.

Con el rápido avance de las TIC, la telemedicina ha emergido como una herramienta prometedora para transformar la manera en que se brindan los servicios de salud ocupacional. Sin embargo, a pesar de su creciente adopción, existe una necesidad crítica de evaluar de manera exhaustiva el impacto y las mejores prácticas asociadas con su implementación en este campo específico.

El objetivo de este estudio de revisión bibliográfica es analizar y sintetizar la literatura existente sobre el uso de la telemedicina en salud ocupacional, identificando tanto los beneficios como las limitaciones reportadas en diferentes contextos. Este análisis permitirá identificar las mejores prácticas y enfoques efectivos en la implementación de la telemedicina en salud ocupacional, destacar las barreras y desafíos enfrentados en la adopción de la telemedicina en este campo y fomentar la investigación futura al identificar áreas que requieren más estudio y desarrollo, contribuyendo al avance del conocimiento en esta área emergente.

2- Marco conceptual referente a telemedicina

La (OPS, 2016) en su publicación; Marco de Implementación de un Servicio de Telemedicina, refiere que en mayo de 2005 los ministros y ministras de Salud de los 192 países miembros de la Organización de las Naciones Unidas reunidos en Ginebra con motivo de la 58ª Asamblea de la Organización Mundial de la Salud (OMS) aprobaron la resolución sobre Cibersalud , donde por primera vez la OMS reconocía la aportación que para la salud y la gestión de los sistemas de salud supone la incorporación de las tecnología de información y comunicación (TIC), entendiéndola como una oportunidad única para el desarrollo de la salud pública. Plantearon un modelo de implementación en base a la recopilación de experiencias sobre los limitantes que presenta y oportunidades.

El modelo se compone de tres capas base iniciales de planificación a nivel estratégico, organizacional y de política pública; sigue con la fase de desarrollo del servicio de telemedicina, y finaliza con la fase de seguimiento, evaluación y optimización en la que se presentan los resultados de la implementación.

2.1 definiciones

eSalud se define como "el uso coste-efectivo y seguro de las Tecnologías de la Información y Comunicación en apoyo de la salud y de los ámbitos relacionados con la salud, incluyendo los servicios de atención sanitaria, vigilancia de la salud, literatura y educación, conocimiento e investigación" (OPS, 2016), dicho de otra forma como se cita la eSalud puede ser entendido como la aplicación de Internet y otras tecnologías relacionadas en la industria de la salud para mejorar el acceso, la eficiencia, la eficacia y calidad de los procesos clínicos y empresariales utilizadas por las organizaciones de salud, médicos, pacientes y consumidores en un esfuerzo por mejorar el estado de salud de los pacientes.

 La definición que adoptó la OMS fue la siguiente: "la prestación de servicios de atención de la salud, donde la distancia es un factor crítico, por todos los profesionales de la salud que utilizan tecnologías de la información y de la comunicación para el intercambio de información válida para el diagnóstico, tratamiento y prevención de enfermedades y lesiones, la investigación y la evaluación, y para la formación continuada de los profesionales de la salud, todo en aras de avanzar en la salud de los individuos y sus comunidades" (OPS, 2016)

 El diccionario de Oxford define la telemedicina como «el diagnóstico y tratamiento a distancia de los pacientes por medio de la tecnología de las telecomunicaciones», En términos de tecnología, una solución de telemedicina integra dimensiones de big data. Estas dimensiones se refieren a que todo proyecto de big data se caracteriza por 7 dimensiones denominadas: valor, volumen, variedad, visualización, veracidad, variabilidad y velocidad. Volumen se refiere a que un proyecto de big data contiene grandes volúmenes de datos (tan grandes que ni siquiera pueden almacenarse en un ordenador personal). La veracidad se refiere a que los datos recogidos deben ser precisos y completos. Y el valor significa que un proyecto de big data tiene un coste, por lo que su aportación debe estar justificada. (perez, 2022)

2.2 Componentes y servicios de la eSalud

De acuerdo con (Scott, 2019), citado en (OPS, 2016) existen cuatro componentes primarios de la eSalud:

1. La informática de la salud: la integración de redes de información sanitaria y los sistemas distribuidos de historiales y registros médicos electrónicos y servicios asociados para la recogida, análisis y distribución de datos relacionados con la salud. Por ejemplo, los registros electrónicos de salud.

2. La Telesalud y la telemedicina: la interacción directa o indirecta con otros proveedores de atención médica (para una segunda opinión u opinión experta), pacientes enfermos, o bien los ciudadanos. Por ejemplo: la teleconsulta y las redes sociales. Mientras que el término telemedicina se circunscribe a servicios de atención médica directa, la telesalud denota una definición más amplia.

3. El e-learning: el uso de las TIC para ofrecer oportunidades de enseñanza y educación a los proveedores de salud y los ciudadanos.

4. El comercio electrónico (relacionados con el lado del negocio de cuidado de la salud, por ejemplo, el reembolso electrónico). Son sistemas de información hospitalaria que permiten el control de los servicios prestados a los pacientes y sus costes asociados, así como el resto de información administrativa

los principales servicios de telemedicina son:

1- Servicios de asistencia remota: se refiere a las teleconsultas de seguimiento, diagnóstico o tratamiento a distancia del paciente, como a los servicios de telemonitorización y las interconsultas con otros profesionales. Los servicios de telemonitorización amplían las opciones para los pacientes y permiten una atención continua en el hogar

2- Servicios de gestión administrativa de pacientes: estos incluyen tanto la solicitud de pruebas analíticas como aspectos relacionados con la facturación por la prestación de servicios.

3- La formación a distancia para profesionales que tiene como objetivo suministrar pautas y evidencias sobre salud que faciliten la educación continua de los profesionales de salud.

4- La evaluación y la investigación colaborativa en red: el uso de las TIC para compartir y difundir buenas prácticas, así como crear conocimiento a través de las acciones y reacciones de sus miembros

Áreas de aplicación de telemedicina

Las principales áreas de aplicación de la telemedicina tienen como objetivo el cuidado del paciente en el hogar, los servicios de emergencia o bien servicios de información.

las teleconsultas se refieren a la utilización de recursos de telemedicina para obtener una segunda opinión de un profesional de la salud mediante el intercambio de información clínica.

tele radiología; se utilizan recursos de telemedicina para transmitir o intercambiar imágenes de radiología diagnóstica y similares.

tele patología: se intercambian recursos relacionados con el laboratorio clínico y la gestión de los registros y la historia clínica electrónica.

teledermatología, tele psiquiatría, tele cardiología y en general en la práctica totalidad de especialidades médicas. Por otro lado, también se utilizan recursos de telemedicina combinados con recursos procedentes de la realidad virtual, la robótica y la inteligencia artificial para apoyar y supervisar los procedimientos de cirugía o incluso llevar a cabo directamente cirugía a distancia (tele cirugía).

Otra manera de clasificación según su implementación seria:

Telemedicina interactiva: Es la relación a distancia utilizando tecnologías de información y comunicación, mediante una herramienta de video llamada en tiempo real, entre un profesional de la salud de un prestador y un usuario, para la prestación de servicios de salud en cualquiera de sus fases.

Telemedicina no interactiva: Es la relación a distancia utilizando tecnologías de información y comunicación, mediante una comunicación asincrónica entre un profesional de la salud de un prestador y un usuario, para la provisión de un servicio de salud que no requiere respuesta inmediata.

Telexperticia: Es la relación a distancia con método de comunicación sincrónico o asincrónico para la provisión de servicios de salud en cualquiera de sus componentes, utilizando tecnologías de información y comunicación entre: a. Dos profesionales de la salud, uno de los cuales atiende presencialmente al usuario y otro atiende a distancia. El profesional que atiende presencialmente al usuario es responsable del tratamiento y de las decisiones y recomendaciones entregadas al paciente y el que atiende a distancia es responsable de la calidad de la opinión que entrega y debe especificar las condiciones en las que se da dicha opinión, lo cual debe consignarse en la historia clínica. b. Personal de salud no profesional, esto es, técnico, tecnólogo o auxiliar, que atiende presencialmente al usuario y un profesional de la salud a distancia.

El profesional que atiende a distancia será el responsable del tratamiento y de las recomendaciones que reciba el paciente, y el personal de salud no profesional que atiende presencialmente al usuario será el responsable de las acciones realizadas en el ámbito de su competencia. c. Profesionales de la salud que en junta médica realizan una interconsulta o una asesoría solicitada por el médico

2.3 Experiencia de otros países en relación a la implementación de la telemedicina en el campo de la salud ocupacional.

En la guía Básica de recomendaciones para la tele consulta, (Asociacion Salud Digital, 2020) menciona que el servicio de telemedicina independiente más grande de los EE.UU, Teladoc Health, realizo una inversión de 200 millones de dólares en dicho servicio para mejorar la conectividad entre pacientes y proveedores de atención médica virtual y que presento un aumento del 50 por ciento de ingreso de médicos a su red, esto es debido a la amplia aceptación que ha tenido dicho servicio, al punto que el Departamento de Salud y Servicios Humanos de EE.UU. realiza reembolsos por los servicios de telemedicina a dicha institución.

En Suecia, se encuentra uno de los mayores proveedores de tele salud de Europa, KRY International, los cuales han tenido un aumento en su registro de más del 200 por ciento, en la prestación de dicho servicio; En el caso de Francia y Corea del Sur han cambiado las regulaciones para facilitar el acceso a la telemedicina, según el informe de McKinsey, según los reportes encontrados en la guía de la Asociación de Salud digital, antes citada.

En Chile, se han desarrollado programas de telemedicina ocupacional para brindar servicios médicos a distancia a trabajadores en áreas rurales o alejadas. En el estudio realizado por (Villaroel y Medina, 2021) refiere que hay un Proceso de atención y cuidados de 4 fases de gestión clínica no considerados en la programación normativa de actividades: Identificación del paciente; preparación del caso clínico; atención clínica utilizando Teleconsulta; y gestión de procesos derivados de atención. Uno de los mayores beneficios de la telemedicina en este país es el alcance de trabajadores de procedencia lejanas.

En México la telemedicina se institucionalizó en enero de 2004 gracias a la creación del Centro Nacional de Excelencia Tecnológica en Salud (CENETEC), que cinco años después fue reconocido como centro colaborador de la Organización Mundial de la Salud. Como lo menciona (Alvarez Diaz, 2021) en su estudio en México se han implementado programas piloto para realizar evaluaciones médicas a distancia, brindar asesoramiento en salud ocupacional y realizar seguimiento de lesiones laborales, las cuales han resultados satisfactorias.

En Brasil, existe la asociación Brasileña de empresas de telemedicina y salud digital (SDB), la cual se autorizó por una resolución de emergencia, durante la pandemia y como se refiere en (Saúde Digital Brasil, 2021) el consejo federal de medicina CFM, solicito que el uso de la telemedicina fuera de carácter permanente sin embargo la emisión de recetas por medio electrónico, fue deshabilitada y actualmente está en proceso de evaluación los alcances que se podrán dar a través de la teleconsulta.

En Colombia, según lo reportado en el estudio de (Muñoz, 2020) tienen cuatro normas que delimitan el accionar de la telemedicina: Ley 1419 de 2010, Resolución 2654 de 2019, Resolución 3100 de 2019Decreto 538 de 2020, las cuales aplican para empresas privadas, prestadoras de servicios de salud a afiliados (IPS) , empresas administradoras de riesgos laborales(ARL), entidades promotoras de salud(EPS) , secretarias de salud, y profesionales inscritos en el sistema de información definido por el Ministerio de Salud y Protección Social del país. Se refiere, además, que existen cuatro modalidades para prestar servicios de telemedicina en Colombia, las cuales deben ser habilitadas: Telemedicina Interactiva, Telemedicina No interactiva, Telexperticia y Telemonitoreo. Las que no requieren habilitación son Tele orientación y Tele apoyo.

2.4 Modelo de implementación de un servicio de telemedicina

Tomando como referencia el libro "Marco de Implementación de un Servicio de Telemedicina" (OPS, 2016), encontramos que la implementación se realiza sobre una base multidimensional e interrelacionada.

la fase de seguimiento, evaluación y optimización donde se presentan los resultados de la implementación. Primero se identifica una necesidad concreta y comprobar el valor de la tecnología en sus diferentes dimensiones (efectividad, seguridad, coste efectividad e impactos organizativos, éticos y sociales), teniendo en consideración las características sociales y políticas del lugar en el que se pretende implantar la actividad de telemedicina. En esta capa pues se incluirían los indicadores de medida (seguimiento, evaluación y optimización) de la práctica realizada.

la fase de desarrollo del servicio de telemedicina,

La telemedicina es una tecnología compleja que se plantea como alternativa a la provisión actual de servicios sanitarios. Puede afectar a todas las etapas de la atención sanitaria y modificar el rol de los profesionales, la forma de interacción entre médico-médico y entre médico-paciente. Igualmente, tiene implicaciones éticas y legales (responsabilidad de las decisiones por parte de los profesionales, privacidad de los datos, seguridad de la información, y el consentimiento informado, por mencionar algunas).

los círculos concéntricos de la base, que se erigen en los verdaderos determinantes de la competitividad de la telemedicina.

En una primera capa encontramos los factores básicos vinculados con la política pública: planificación, gestión y comunicación de la herramienta dentro de los sistemas públicos de salud. En esta capa plantea el análisis de las potenciales ventajas y desventajas de la telemedicina para responder a las necesidades en salud, el análisis de las necesidades, de recursos y modelos organizativos.

La segunda capa incluye los elementos de la herramienta directamente vinculados a la organización: equipos de trabajo, formación, estructura organizativa, retribuciones e incentivos, y relaciones con los agentes externos inmediatos, entre otros. Para llevar a cabo el análisis de los aspectos mencionados, deberemos informarnos sobre una serie de medidas como, por ejemplo, la disponibilidad de recursos humanos.

La tercera capa concéntrica, incorpora los elementos vinculados a la estrategia de la herramienta tecnológica: análisis del contexto socio-económico, necesidades de los usuarios, de los aspectos culturales, y de la sostenibilidad del sistema tecnológico y de innovación vinculado a la telemedicina en el ámbito concreto del sistema de salud.

✓ Análisis del contexto

Para el éxito en la implementación de un programa de telemedicina, es esencial determinar las prioridades y necesidades del mismo enmarcadas en el contexto de la realidad sociocultural, sociosanitaria y de recursos del ámbito.

✓ Identificación de la información necesaria
✓ Cuestiones referentes a los usuarios
✓ Cuestiones referentes a la provisión de servicios
✓ Cuestiones referentes a los aspectos organizacionales
✓

2.4.1 Análisis de las creencias, percepciones y actitudes hacia la telemedicina

Las soluciones de telemedicina identificadas deberían ser tecnológicamente apropiadas y culturalmente sensibles. Como tecnología apropiada se define aquella solución tecnológica más benigna que logra el propósito deseado dentro de los límites de las condiciones sociales, culturales, económicas y ambientales del entorno en el que se va a aplicar y que promueve la autosuficiencia por parte de los que la consumen. una tecnología apropiada sería sencilla de adoptar y requerirían menos recursos para operar y mantener.

2.4.2 Sostenibilidad del servicio de telemedicina

El análisis debe realizarse en base a los costos potenciales y la proporción de la población afectada, la complejidad de su implementación, la infraestructura disponible y necesaria, la financiación, los recursos humanos, organizativos y predisposición por parte de los profesionales a ponerla en práctica, las cuestiones legales, estándares, ética y privacidad de la información.

2.4.3 Aspectos legales, regulatorios y de seguridad

Las cuestiones regulatorias son cruciales en el ámbito de la telemedicina. De forma general, estos aspectos reguladores son:

1. la protección de los datos;

2. la privacidad y confidencialidad de los datos;

3. aspectos regulatorios relacionados con la responsabilidad de los datos.

Determinar claramente un plan de seguridad de los datos referido al almacenamiento, transferencia y procesamiento de esta información sensible.

2.4.4 Aspectos tecnológicos y de infraestructuras

• Aspectos de interoperabilidad; La interoperabilidad es la capacidad que tienen dos o más aplicaciones y los procedimientos a los que éstas dan soporte, para compartir datos y posibilitar el intercambio de información y conocimiento entre ellas y dar servicio a todos aquellos implicados en la prestación del servicio de telemedicina propuesto

• Aspectos de infraestructuras tecnológicas

La infraestructura tecnológica debe ser usable por parte de los profesionales de la salud implicados y de los pacientes, debe hacer inciso en ser cómoda de utilizar, fácil de aprender a manejar y sencilla de mantener

2.4.5 Aspectos de Recursos Humanos

• En primer lugar, es esencial determinar claramente cuáles son las funciones a desarrollar por parte de los profesionales médicos implicados en el servicio de telemedicina propuesto y cuáles son los perfiles que llevaran a cabo dichas funciones.

• En segundo lugar, e independientemente de que las funciones puedan ser subsumidas por el equipo profesional encargado de llevar a cabo el desarrollo del servicio de telemedicina, es esencial establecer un plan de formación completo que incluya todas las habilidades y conocimientos que el equipo de trabajo necesita para llevar a cabo su tarea, incluyendo todos los aspectos comunicativos, éticos, técnicos y sanitarios que lo componen, así como de una estrategia de mejora continua en este sentido

. • Finalmente, teniendo en cuenta de que muy probablemente el servicio de telemedicina propuesto requerirá un trabajo multidisciplinar y la consideración de diferentes agentes en la intervención en salud, es imprescindible el uso de formatos de información y comunicación completos, sistemáticos y estandarizados que permitan la intervención compartida.

2.4.6 Aspectos Financieros

es esencial llevar a cabo un análisis completo de costos y presupuesto que asegure la viabilidad y continuidad del proyecto.

2.5 Barreras en la implementación del uso de telemedicina

La telemedicina con el desarrollo de las TIC, presento un gran empuje en su implementación, sin embargo, hay barreras que se deben tomar en cuenta como las mencionadas en el estudio cualitativo sobre la incorporación de la telemedicina en las organizaciones de atención sanitaria, (Roig & Saigí, 2011) citado en (OPS, 2016)

Ámbito tecnológico

- La falta de infraestructura tecnológica y habilidades.
- La deficiente cobertura en determinadas zonas del territorio.
- Diversidad de sistemas de información existentes, con gran cantidad de aplicaciones internas creadas a medida sin prever la posibilidad de interconexión.
- Complejidad en el uso de las soluciones implementadas.
- La cuestión de la seguridad, la confidencialidad y la protección de los datos.

Ámbito organizativo

- El (re)diseño del modelo asistencial y la correspondiente necesidad de formación sobre el nuevo modelo de atención.
- La falta de alineación estratégica entre los distintos participantes en los proyectos de telemedicina.
- La (re)definición de algunos roles existentes y la aparición de nuevos perfiles profesionales que, junto con la redistribución de responsabilidades, plantean conflictos de reconocimiento profesional e inseguridad en la asunción de tareas en el entorno altamente jerarquizado que caracteriza las organizaciones sanitarias.

- El cambio permanente en que se ven obligados a avanzar los proyectos, consecuencia de la velocidad de cambio tecnológico y de un entorno como el asistencial, en permanente proceso de mejora.

Ámbito humano

- El factor humano, definido genéricamente como "resistencia al cambio".
- La falta de vínculo emocional y de pertenencia con el proyecto.
- El grado de competencia individual en entornos informáticos y/o las habilidades requeridas para desarrollarse con seguridad.
- Las opiniones previas sobre la telemedicina.
- El escepticismo ante determinados tipos de pruebas "piloto" –consideradas poco necesarias por la misma naturaleza de la tecnología a probar.
- La carga de trabajo que supone poner en marcha este tipo de programas en el entorno actual.
- La resistencia al cambio de rutinas en el que los profesionales se sienten seguros y confortables por una nueva y desconocida que implica cierto grado de incertidumbre inicial.

• Los distintos intereses, preocupaciones y prioridades de los profesionales que tienen que ponerla en práctica respecto a los de los promotores.

Ámbito económico

- Los costes de implementación.

La financiación inicial y sostenibilidad del proyecto. El hecho que la telemedicina no esté presente a la cartera de servicios de la Administración y por tanto no exista un marco económico definido y explícito al que todas las organizaciones puedan acogerse, es considerado de forma mayoritaria como la barrera más relevante para su normalización. Esta barrera está vinculada con la falta de evidencia científica sobre los beneficios clínicos y económicos.

3- Marco conceptual sobre calidad de atención (OPS, 2016)

La evaluación de la efectividad requiere la comparación de las medidas de resultados entre el nuevo servicio de telemedicina y el servicio convencional. Es decir, comparar con la alternativa asistencial habitual aceptada tanto por la comunidad profesional y científica como por la sociedad.

Evaluación de la calidad de los servicios de telemedicina

Cuando nos planteamos en mediar la calidad de los servicios, nos centramos, principalmente, en la medida del efecto de la telemedicina en los resultados de salud inmediatos, intermedios y a largo plazo –en comparación con las alternativas–, y en el proceso asistencial.

Evaluación del acceso de los servicios de telemedicina

La accesibilidad, como concepto multidimensional, en el contexto de la salud se refiere tanto al grado de dificultad –en términos de barreras geográficas, económicas, arquitectónicas, culturales y sociales– para obtener los servicios en salud, así como la rapidez en acceder a los mismos.

3.1 descripción de instrumento de usabilidad de la telemedicina. "Telehealth Usability Questionnaire (TUQ)"

En el estudio realizado por (Parmanto et al., 2016) se abordó la necesidad de un cuestionario de usabilidad donde se contemplan los cambios en la tecnología y la prestación de servicios de telesalud. Por lo que se creó el "Telehealth Usability Questionnaire (TUQ)"

Este cuestionario combina elementos de cuestionarios de telesalud existentes con los de cuestionarios de usabilidad informática y fue diseñado para ser un cuestionario integral que cubra todos los factores de usabilidad (es decir, utilidad, facilidad de uso, efectividad, confiabilidad y satisfacción).

El TUQ es destinado tanto a médicos como a pacientes. Su desarrollo se realizó en 4 fases; revisión de literatura, desarrollo de construcciones, desarrollo de artículos y examen de confiabilidad.

En este estudio participaron cincuenta y tres personas de la Universidad de Pittsburgh , con (56,6%) y sin (43,4%) experiencia en el uso de tecnología de telesalud.

TUQ está diseñado para su uso con varios tipos de sistemas de telesalud, incluidos los sistemas de videoconferencia tradicionales, los sistemas informáticos y la nueva generación de sistemas móviles de telesalud.

Los análisis indican que el TUQ es una medida sólida, y versátil que se puede utilizar para medir la calidad de la interfaz de usuario basada en computadora y la calidad de la interacción y los servicios de telesalud. Ver tabla 1

Tabla 1.

Consistencia interna de las subescalas TUQ

Variable	**Coeficiente Alfa de Cronbach**	
	Crudo	*Estandarizado*
Utilidad	0,83	0,85
Facilidad de uso	0,92	0,93
Eficacia	0,86	0,87

Variable	Coeficiente Alfa de Cronbach	
Fiabilidad	0,79	0,81
Satisfacción	0,91	0,92

Nota: esta tabla muestra los resultados de la medida de la consistencia interna de los elementos del TUQ utilizando el coeficiente alfa de Cronbach, Tomado de (Parmanto et al., 2016)

Factores de Usabilidad de TUQ:

La usabilidad es el grado en que un producto puede ser utilizado por usuarios específicos para lograr objetivos específicos con efectividad, eficiencia y satisfacción en un contexto de uso específico (ISO, 1992).

UTILIDAD

La utilidad se refiere a la percepción de los usuarios sobre cómo funciona el sistema de telesalud para brindar una interacción/servicio de atención médica similar al encuentro tradicional en persona.

FACILIDAD DE USO Y APRENDIZAJE

Un sistema que es fácil de aprender permite a los usuarios ampliar sus conocimientos sin esfuerzo deliberado.

CALIDAD DE INTERACCIÓN

La calidad de la interacción mide las interacciones del paciente con el médico, incluida la calidad del audio y el vídeo, y la similitud de la interacción de telesalud entre el paciente y el médico con una interacción en persona.

FIABILIDAD

La confiabilidad se refiere a la facilidad con la que el usuario puede recuperarse de un error y a cómo el sistema le brinda orientación en caso de error.

SATISFACCIÓN Y USO FUTURO

Este factor está relacionado con la satisfacción general del usuario con el sistema de telesalud y con qué disposición estaría el usuario a utilizar el sistema en el futuro.

MATERIAL Y METODO

La investigación realizada es de tipo exploratoria cualitativa y se llevó a cabo entre noviembre de 2023 y febrero de 2024. Se realizó en el Centro de Investigación de Estudios de la Salud (CIES) de la Universidad Nacional Autónoma de Nicaragua UNAN Managua. Dicho centro facilitó el acceso a bases de datos suscritas por la universidad. Se utilizaron buscadores EBSCO, ProQuest, JSTOR, Mendeley y Google Académico, empleando los términos MESH en español "salud ocupacional" AND "Telemedicina".

Criterios de inclusión:

- o Artículos publicados en español, con un rango de publicación entre 2019 y 2023, salvo casos especiales de años de publicación por su naturaleza o relevancia para el estudio.
- o Artículos que relacionen el uso de la telemedicina en salud ocupacional.
- o Artículos con acceso completo al estudio.

Criterios de exclusión:

- o Artículos sobre telemedicina aplicada a otras especialidades médicas que no sean la medicina ocupacional.

o Artículos duplicados.

o Artículos que no cumplían los criterios de inclusión.

Etapas de investigación

Etapa 1. Revisión bibliográfica

Se realizó la revisión de artículos y tesis doctorales publicadas en los últimos cinco años. Todo ello, a través de buscadores como EBSCO, ProQuest, JSTOR, Mendeley y Google Académico.

Etapa 2. Aplicación de criterios de inclusión y exclusión

Se identificaron un total de 578 fuentes en español, de las cuales 17 cumplieron con los criterios de inclusión del estudio, mientras que 561 fueron excluidas. (Ver Figura 1).

Etapa 3. Revisión del contexto y extracción de información relevante

A partir de las 17 fuentes que relacionaban la telemedicina con la salud ocupacional, se revisó el contexto general y se extrajo la información más relevante sobre la experiencia de otros países en este ámbito. Se elaboró un cuadro resumen (Tabla 1) que aborda los aspectos más relevantes encontrados.

Figura 1
Fase de búsqueda utilizando término MESH "salud ocupacional" y "Telemedicina"

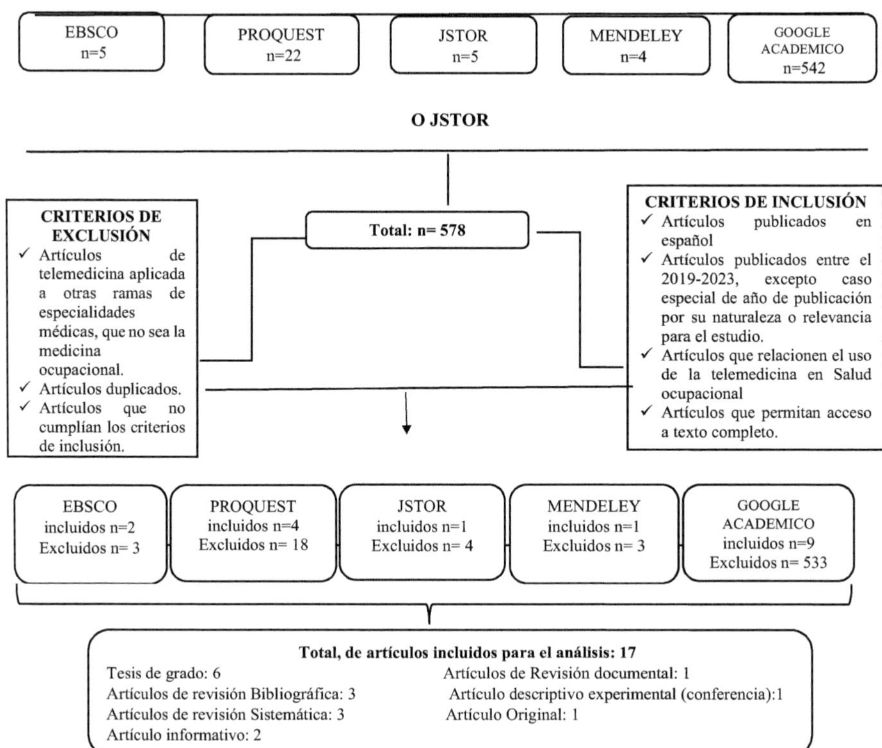

EBSCO n=5
PROQUEST n=22
JSTOR n=5
MENDELEY n=4
GOOGLE ACADEMICO n=542
O JSTOR
CRITERIOS DE EXCLUSIÓN
✓ Artículos de telemedicina aplicada a otras ramas de especialidades médicas, que no sea la medicina ocupacional.
✓ Artículos duplicados.
✓ Artículos que no cumplían los criterios de inclusión.
Total: n= 578
CRITERIOS DE INCLUSIÓN
✓ Artículos publicados en español
✓ Artículos publicados entre el 2019-2023, excepto caso especial de año de publicación por su naturaleza o relevancia para el estudio.
✓ Artículos que relacionen el uso de la telemedicina en Salud ocupacional
✓ Artículos que permitan acceso a texto completo.
EBSCO incluidos n=2 Excluidos n= 3
PROQUEST incluidos n=4 Excluidos n= 18
JSTOR incluidos n=1 Excluidos n= 4
MENDELEY incluidos n=1 Excluidos n= 3
GOOGLE ACADEMICO incluidos n=9 Excluidos n= 533
Total, de artículos incluidos para el análisis: 17
Tesis de grado: 6
Artículos de revisión Bibliográfica: 3
Artículos de revisión Sistemática: 3
Artículo informativo: 2
Artículos de Revisión documental: 1
Artículo descriptivo experimental (conferencia):1
Artículo Original: 1

RESULTADOS Y DISCUSION

Como resultado de la búsqueda de fuentes sobre telemedicina y salud ocupacional, se obtuvieron 578 referencias en español. De estas, 17 cumplieron con los criterios de inclusión del estudio, principalmente aquellas que permitían el acceso al texto completo en español y presentaban una relación entre telemedicina y salud ocupacional. Dentro de estas 17 fuentes, se encontraron los siguientes tipos de documentos:

- o 6 tesis de grado
- o 3 revisiones bibliográficas
- o 3 artículos de revisión sistemática
- o 2 artículos informativos
- o 1 revisión documental
- o 1 artículo descriptivo experimental
- o 1 artículo original

Las fuentes provienen de los siguientes países: Colombia, México, España, Ecuador, Argentina y Perú, siendo Colombia el país con mayor número de publicaciones sobre el tema.

Tabla 1. *Matriz de Análisis de resultados de artículos que cumplen criterios de inclusión del estudio.*

N°	Estudio	Autor y año	Metodología	Relación telemedicina con Salud Ocupacional
1	Telemedicina y su aplicación en Dermatología Laboral.	Rollón González, M. Victoria, Peña Gutiérrez, Olga de la, & Meier de Taboada, Christian. (2014).	revisión bibliográfica	La tele dermatología podría ser una herramienta útil para el médico del trabajo que permitiría el acceso a un servicio especializado.
2	Modelo de negocio para la implementación de la telemedicina enfocada en la salud ocupacional, en la IPS San Diego Servicios en Salud, en el departamento de Santander, Colombia.	Mendoza, D. F. & Pinzón, F. M. (2018).	estudio de enfoque mixto	Las oportunidades de la implementación de la telemedicina son: la mejora en la efectividad y eficacia de los programas de atención médica y mayor alcance de pacientes de procedencia lejana.
3	Implementación de un sistema basado en la telemedicina a fin de mejorar los ingresos económicos de la clínica ocupacional pulso salud.	Calderón, T. F., Tufiño, F., & Gustavo, M. (2018).	descriptivo experimental	El uso de la telemedicina permitió: el incremento de la capacidad de brindar los servicios de salud ocupacional, el aumento de fidelización de clientes y la reducción de los gastos generados por la movilización del equipo médico a provincias.

N°	Estudio	Autor y año	Metodología	Relación telemedicina con Salud Ocupacional
4	Derecho de petición consulta. Concepto telemedicina y tele monitoreo – modificaciones, vigencia y conceptos acerca de la Ley 1419 de 2010.	Boletín Jurídico No. 47. Colombia. 2019.	disposición legal	En Colombia se incluye la modalidad de Telemedicina cuando garantiza mayor oportunidad, en caso de que la atención presencial esté limitada por barreras de acceso geográfico o baja disponibilidad de oferta.
5	La aplicación de la telemedicina en la medicina del trabajo en Colombia.	León, Andrea. (2020).	revisión documental	Se encontraron 423 artículos, de los cuales 27 contemplaban la relación de medicina del trabajo con telemedicina, resultando 17 artículos aplicables con la temática en estudio.
6	Revisión Sistemática sobre salud digital en la gestión del absentismo y el retorno al trabajo.	Arévalo Alonso, Gema. (2022).	estudio de revisión sistemática	El uso de herramientas de salud digital contribuye positivamente en la recuperación de los trabajadores que se encuentran en situación de incapacidad temporal, favoreciendo la reducción del absentismo laboral.
7	Desarrollo de una aplicación móvil para teleconsultas médicas en la unidad de medicina ocupacional.	Mina Monteros Carlos (2021).	investigación cualitativa exploratoria, descriptiva y bibliográfica	Con la implementación del sistema web, se logró un cambio en los procesos de Teleconsulta garantizando el bienestar de los pacientes y los colaboradores de la institución.

N°	Estudio	Autor y año	Metodología	Relación telemedicina con Salud Ocupacional
8	Uso de la tele enfermería en salud ocupacional.	Almada, J., Benítez, M., Montenegro. (2021).	descriptivo, experimental	Los resultados de esta implementación permiten evidenciar una mejora en la calidad de cuidado, mejora en la satisfacción de los trabajadores y de los resultados clínicos laborales.
9	La enfermedad laboral a nivel mundial.	Ponce, G. (2022).	descriptivo, documental	El avance en la tecnología digital permite crear nuevas estrategias para disminuir los riesgos laborales a través de la prevención, utilizando avances como la telemedicina.
10	ASPY renueva su delegación en Málaga y presenta su nuevo servicio de telemedicina en empresas.	Martín, Andrew. (2023).	informativo	Este servicio permite a los trabajadores de las empresas adheridas acceder a más de 20 especialidades médicas mediante telemedicina y herramientas de auto chequeo.
11	Salud ocupacional y trabajo remoto durante la pandemia: riesgos y recomendaciones.	Montaudon Tomas, C. M., Pinto López, I., & Amsler, A. (2022).	revisión bibliográfica	Este estudio presenta una revisión de la literatura existente sobre los riesgos y efectos del trabajo remoto en la salud y bienestar de los trabajadores.
12	Un casco inteligente para mejorar la seguridad en la industria minera.	Gamlath.G. R, Silva. A. Balasuriya.D. Rajapaksha, & Anuradha J. ayakody (2022).	descriptivo experimental	En este estudio se propuso crear una solución de software y hardware donde se provea de una aplicación en el casco de los mineros, que permita a través de

N°	Estudio	Autor y año	Metodología	Relación telemedicina con Salud Ocupacional
				la telemedicina consejos médicos y atención de emergencia si se requiera.
13	Revisión Sistemática sobre salud digital en la gestión del absentismo y el retorno al trabajo.	Arévalo Alonso, Gema. (2022).	revisión sistemática	El uso de herramientas de salud digital contribuye positivamente en la recuperación de los trabajadores que se encuentran en situación de incapacidad temporal.
14	Una revisión de alcance de intervenciones de bienestar en el lugar de trabajo digital en países de ingresos bajos y medios.	Thai YC, Sim D, McCaffrey TA, Ramadas A, Malini H, Watterson JL (2023).	revisión sistemática	Esta revisión es la primera en mapear y describir el impacto de las intervenciones de bienestar digital en el lugar de trabajo. Las que concluyeron ser factibles y rentables.
15	Calidad del servicio de medicina laboral en Asotranscal IPS debido a la pandemia COVID 19.	Sánchez C., Claudia L., Franco D, García W. y López D. (2021).	descriptivo no experimental	En el servicio de medicina laboral y ocupacional, no se afectó las variables evaluadas. Se utilizó la telemedicina para dar continuidad en la atención de las Instituciones Prestadoras de Servicios (IPS).
16	Tecnologías de telemedicina en salud y patología laboral.	Saiganov S.A., Mazurov VI, Shilov V.V., Gorbanev S.A. (2020).	revisión bibliográfica	El análisis mostró que optimizar la búsqueda de soluciones gerenciales dirigidas a preservar la salud de la población trabajadora a través del uso a gran escala de la telemedicina y las

N°	Estudio	Autor y año	Metodología	Relación telemedicina con Salud Ocupacional
				tecnologías de la información, parecía necesario.
17	Teletrabajo en la salud ocupacional de los servidores públicos del GAD provincial de Santa Elena, La Libertad.	Flores, S. (2022).	Exploratorio y descriptivo	Se propone protocolos de teletrabajo para cuidar la salud ocupacional de los servidores públicos con la finalidad de prevenir los riesgos físicos, ergonómicos y psicosociales.

Fuente: Revisión bibliográfica.

Implementación programas de telemedicina

En Nicaragua se produjo un avance significativo en telemedicina durante la pandemia de COVID-19. El Ministerio de Salud publicó la Normativa 177, que proporcionaba una guía para la teleconsulta en el contexto de la pandemia. Esta normativa estableció una línea gratuita para ofrecer información veraz y oportuna a la población sobre diversos aspectos relacionados con la pandemia, ayudando a mejorar la accesibilidad a la información durante un período crítico

En escenarios cercanos, como en Costa Rica, el Reglamento para el Control y Regulación de la Teleconsulta Sanitaria N° 44363-S (Procuraduria General de la República de Costa Rica, 2024) establece que la teleconsulta es una modalidad de atención complementaria y no debe sustituir la valoración presencial realizada por el profesional de salud. Sin embargo, el artículo 3 del reglamento, permite su uso basado en criterios técnico-científicos de razonabilidad y proporcionalidad, siempre que se determine que la atención presencial no es necesaria.

Los escenarios en los que se puede utilizar la teleconsulta incluyen:

- o Consulta médica
- o Interconsulta
- o Referencia y contrarreferencia
- o Seguimiento de padecimientos o patologías
- o Vigilancia epidemiológica de enfermedades
- o Charlas preoperatorias y postoperatorias
- o Entrega y análisis de resultados de laboratorio
- o Entrega y análisis de diagnósticos médicos
- o Formación de estudiantes de medicina y residentes de especialidades médicas
- o Capacitación de otros profesionales de la salud

En Costa Rica, al igual que en otros países centroamericanos, existen empresas como BlueMedical que ofrecen servicios de telemedicina limitados a teleconsultas, aunque no está claramente enfocada en el seguimiento de enfermedades ocupacionales.

En el reglamento de telesalud del colegio de médicos y cirujanos de costa rica publicado el 01 de abril del 2020 por la Junta de Gobierno del Colegio de Médicos y Cirujanos en la sesión ordinaria N°2020-04-01 establecen los Requisitos mínimos para el ejercicio de la Telemedicina. (Decreto Ejecutivo X de la Republica de Costa Rica, 2020)

a) Encontrarse debidamente incorporados ante el Colegio de Médicos y Cirujanos de Costa Rica y activos en el ejercicio de la profesión.

 b) El recinto donde se brinde la atención deberá reunir todas las condiciones de privacidad, confianza y confidencialidad especificada en los principios del artículo cinco del presente reglamento y acorde a lo estipulado en el Código de Ética Médica.

 c) El profesional en medicina debe garantizar que los equipos biomédicos (EMB) o cualquier tipo de TIC que se utilice para llevar a cabo la atención o la consulta médica, ya sea sincrónica o asincrónica, cuenten con las condiciones adecuadas y necesarias para llevar a cabo el acto médico, así como que cuentan con el Registro Sanitario vigente por parte del Ministerio de Salud.

 d) Observar los lineamientos establecidos en el presente Reglamento para realizar la Telemedicina, así como las obligaciones que se indican en el Código de Ética con relación a la modalidad de acto médico no presencial.

En Guatemala, empresas como Virtual Salud (virtualsalud.com) brindan servicios de consejo médico en línea, terapia psicológica virtual, Telemonitoreo y teleconsulta, e implementan planes de salud ocupacional y preventiva en entornos empresariales.

En respuesta a una propuesta de la OIT, Guatemala ha integrado un Consejo Nacional de Salud Laboral en los últimos cinco años, con participación de entidades como el IGSS (Instituto Guatemalteco de Seguridad Social), el Ministerio de Trabajo, el Ministerio de Salud y la Cámara de Industria, entre otros. Este consejo ha reformado la ley nacional de salud y seguridad laboral para que las empresas cumplan con estándares internacionales, incluyendo la contratación de un médico especialista en salud laboral por cada 100 colaboradores. Esta ley, vigente desde septiembre de 2015, representa una oportunidad para la implementación de la telemedicina en el ámbito laboral (Robles, 2015).

En El Salvador, se ha reportado que los médicos practican telemedicina, pero hay un avance limitado debido a razones culturales y opiniones que consideran que un diagnóstico confiable requiere evaluación presencial.

En el artículo de Menjívar, Linares y Meléndez (2019) sobre la Telesalud en El Salvador, se menciona que, a pesar de la ausencia de políticas de estado que garanticen la implementación de Telesalud, se identifican algunas formas de Telesalud dentro del Ministerio de Salud, como la Ficha Familiar versión Tablet, el Mapa Sanitario, el SIAP y la teleeducación. Las dificultades encontradas para su implementación incluyen problemas de red, equipos y actitud del personal. Sin embargo, se han evidenciado avances que han contribuido a garantizar la información en línea de salud en tiempo real, disponible para todo el personal operativo, analítico y tomadores de decisiones. Estos avances han permitido establecer planes y estrategias para mejorar la salud de la población (Menjívar et al., 2019). No se encontró mucha información adicional sobre la telemedicina en el ámbito laboral.

En Honduras, Durón (2016) señala que, aunque la telemedicina ofrece grandes beneficios para la población en general, enfrenta limitaciones significativas como la inestabilidad de las redes de internet. Sin embargo, los servicios de teleconsulta e interconsulta médica están cada vez más disponibles. Aún no hay experiencias oficiales del uso de la telemedicina en el ámbito laboral (Durón et al., 2016).

En el estudio de Navas, y otros (2020, p.12), se describen que los usuarios del servicio de telemedicina durante la pandemia de COVID-19 se mostraron satisfechos con la atención brindada, las principales barreras fueron dificultades de navegación por usuarios, algunos atribuidos a la complejidad percibida por los mismos, a la calidad del internet y la habilidad con la tecnología.

En el artículo de Young (2023), sobre aspectos éticos y legales de la telemedicina en Panamá, se menciona que existe una desarmonía entre las leyes actuales, ya que entran en contradicción en varios artículos. El autor concluye que, para crear una legislación efectiva en materia de tecnología TIC y AI en telemedicina, es necesario comparar las normas y regulaciones corporativas, los estándares y las leyes nacionales de los países donde se desarrollan estas tecnologías.

En Chile, se han desarrollado programas de telemedicina ocupacional para brindar servicios médicos a distancia a trabajadores en áreas rurales o remotas. Según el estudio de Villaroel y Medina (2021), el proceso de atención y cuidado en telemedicina ocupa cuatro fases de gestión clínica que no siempre están incluidas en la normativa: identificación del paciente, preparación del caso clínico, atención clínica a través de teleconsulta y gestión de procesos derivados de la atención. Uno de los principales beneficios en Chile es la capacidad de alcanzar a trabajadores ubicados en regiones alejadas (Villaroel y Medina, 2021).

En México, la telemedicina fue institucionalizada en enero de 2004 con la creación del Centro Nacional de Excelencia Tecnológica en Salud (CENETEC). Cinco años después, CENETEC fue reconocido como centro colaborador de la Organización Mundial de la Salud. Según el estudio de Álvarez Díaz (2021), México ha implementado programas piloto para evaluaciones médicas a distancia, asesoramiento en salud ocupacional y seguimiento de lesiones laborales, con resultados satisfactorios (Álvarez DÍaz, 2021).

4 experiencias de Telemedicina en México (CENETEC-Salud, 2015)

Se realizo la publicación por parte de la secretaria de la Salud de México en la colección Telesalud sobre la experiencia de la telemedicina en 4 estados cuyos principales logros son:

En el estado de Nuevo León en el 2001, se inicia el Programa de Telemedicina, con el fin de acercar los servicios médicos a las comunidades menos favorecidas y más alejadas del área metropolitana. Sus alcances fueron: Brindar Asesoría en diagnóstico y tratamiento a distancia. o Referencia de pacientes. o Segunda opinión médica, monitoreo y orientación a pacientes. o Apoyo en acciones de Salud Pública y Vigilancia Epidemiológica. o Atención de urgencias sanitarias y desastres naturales.

La red de Telesalud de los Servicios Sanitarios de Nuevo León, se consolida en cuarenta y cinco sitios. Los servicios que actualmente se están promocionando son: la Teleeducación y áreas de radiodiagnóstico.

Se cuenta con el Programa Multicéntrico de Teleeducación, el cual vincula a instituciones como el ITESM. La función principal de dicho programa es realizar enlaces multipunto entre el Hospital San José Tec de Monterrey, Hospital Materno-

Infantil y el Hospital Metropolitano, con el fin de que los residentes que se encuentren rotando por el hospital puedan tomar las clases del día correspondiente, de tal manera que eficiente su tiempo sin necesidad de trasladarse de hospital-hospital o bien hospital-universidad. Este sistema inicio en el 2006 y lo han aprovechado más de 7,027 residentes al año en sesiones de multipunto.

 En este tiempo se han llevado sólo 3 Diplomados: Salud Pública, Manejo del Adulto Mayor; Geriatría y Emergencias Obstétricas. Además, el programa de Telemedicina cuenta con 3 unidades móviles que cuentan con conexión satelital, que se han integrado a las caravanas o ferias de la salud del estado.

En el estado de Sonora, telemedicina es un programa que forma parte de la Dirección de Servicios de Salud de la Persona, integrado a los Servicios de Salud de Sonora, que surge desde inicios de 2008 en la modalidad de teleconsulta de especialidad y sigue funcionando hasta la fecha con 4 Centros de Tele comando y 5 Unidades Periféricas de Diagnóstico y Referencias se han brindado los servicios de Teleconsulta de especialidad, Tele radiología, Tele diagnóstico y Teleeducación desde abril de 2008 a la fecha.

En el rubro de Tele educación desde 2008 a la fecha se han realizado más de veinticinco capacitaciones a personal de salud, en los rubros de Psiquiatría, Enfermería y Oftalmología. Además de capacitación a personal administrativo del Seguro Popular de las cinco Jurisdicciones Sanitarias en el Estado, con lo cual hubo ahorro considerable de recursos, principalmente de viáticos, en este año.

El Estado de Guerrero ocupa uno de los primeros lugares en mortalidad materna a nivel nacional. Como estrategia para abatir el alto índice de muertes maternas se implemento el Programa de Telemedicina, con el cual se pretende ofrecer tanto a la población como al equipo multidisciplinario de salud que radican en las comunidades, el acceso a servicios especializados con el fin de garantizar el cumplimiento de los criterios establecidos para atender y vigilar la salud de la mujer durante el embarazo, parto, puerperio y la atención del recién nacido.

La Telemedicina en Guerrero inició en el año 2003 con la adquisición de equipos para las regiones de la montaña y la zona centro con enlace satelital e-México y con apoyo de teleconsulta de las cuatro especialidades básicas como son: medicina interna, cirugía, ginecología y pediatría, siendo el Estado de Guerrero uno de los pioneros en materia de Telemedicina a nivel nacional.

El servicio médico que ofrece está enfocado a brindar atención médica que consiste en realizar un diagnóstico y tratamiento oportuno del riesgo obstétrico, disponiendo de un teleconsultorio con periféricos remotos para cada unidad médica y brindando consulta especializada a través de Telemedicina a toda paciente embarazada para resolver complicaciones correspondientes.

En el estado de Oaxaca existe un alto índice de mortalidad materno- infantil, ocupando el tercer lugar a nivel nacional en el 2008. De los 58 municipios de Oaxaca identificados como población objetivo, 13 registraron muertes maternas para un total de 19 defunciones, las que representan casi el 28% de las defunciones maternas en el estado.

Una vez definido que se requiere una interconsulta a distancia por un especialista, el equipo estará previamente conectado al equipo de videoconferencia y se establecerán pruebas previas de conectividad, de 20 transmisión de imágenes y de audio. Una vez que el paciente ha otorgado el consentimiento informado, iniciará la exploración física con el equipo diagnóstico, en este caso el USG, guiado en todo momento por el especialista ubicado en el telecomando (nodo central o centro telemático) de acuerdo a la impresión diagnóstica inicial del médico general.

La implementación del ultrasonido en Telemedicina, no ha podido ser más acertada y satisfactoria, sobre todo en el ámbito de ginecología y obstetricia que ha dado la pauta para el desarrollo de la investigación. Así mismo se han beneficiado los procesos de atención en salud, apoyando en la reducción del índice de mortalidad materno-infantil, así como la concentración de pacientes en los grandes hospitales, mejorando los servicios a los pacientes en cuanto a tiempos de espera.

En Brasil, la Asociación Brasileña de Empresas de Telemedicina y Salud Digital (SDB) fue autorizada por una resolución de emergencia durante la pandemia. Según Saúde Digital Brasil (2021), el Consejo Federal de Medicina (CFM) solicitó que el uso de la telemedicina fuera permanente. Sin embargo, la emisión de recetas electrónicas fue deshabilitada, y actualmente se están evaluando los alcances de la teleconsulta (Saúde Digital Brasil, 2021).

En la Fundação de Desenvolvimento da Pesquisa (FUNDEP) con sede en Belo Horizonte, Minas Gerais, Brasil, financiado con fondos provenientes del mecanismo de Promoción de Bienes Públicos Regionales del Banco Interamericano de Desarrollo, se llevo a cabo la elaboración de el programa Protocolos Regionales de Política Pública en Telesalud para América Latina.

Este contó con la participación de 387 alumnos de Argentina, Estado Plurinacional de Bolivia, Brasil, Chile, Colombia, Costa Rica, Ecuador, El Salvador, Guatemala, Guyana, México, Panamá, Perú, Surinam, República Bolivariana de Venezuela y Uruguay. (Santos y Fernández, 2013)

Concluye que están dadas todas las condiciones para la organización e implementación de un Programa Nacional de Telesalud, que incluya los aspectos de la salud-e delineados por la OPS. Las lecciones aprendidas y que se deben considerar para implementar un programa de telesalud son: El entrenamiento y capacitación son fundamentales. Establecer una buena supervisión. Actualización. Mantenimiento. Iniciar con lo básico. Expectativas realistas. Visión clara. Mantener una buena comunicación. (Santos y Fernández, 2013)

En Colombia, según Muñoz (2020), existen cuatro normas que regulan la telemedicina: Ley 1419 de 2010, Resolución 2654 de 2019, Resolución 3100 de 2019 y Decreto 538 de 2020. Estas regulaciones aplican a empresas privadas, prestadoras de servicios de salud (IPS), administradoras de riesgos laborales (ARL), entidades promotoras de salud (EPS), secretarías de salud y profesionales inscritos en el sistema de información del Ministerio de Salud y Protección Social. En Colombia, se reconocen cuatro modalidades de telemedicina que deben ser habilitadas: Telemedicina Interactiva, Telemedicina No Interactiva, Telexperticia y Telemonitoreo. Las modalidades de Teleorientación y Teleapoyo no requieren habilitación.

Uruguay

En Uruguay consideran servicios de telemedicina todos aquellos reconocidos como tales por el Ministerio de Salud Pública ("MSP"). Los servicios de telemedicina pueden ser ofrecidos por los servicios de salud comprendidos en el art. 3° de la Ley N.° 18.335 que son las organizaciones "conformadas por personas físicas o jurídicas, tales como instituciones, entidades, empresas, organismos públicos, privados- de carácter particular o colectivo- o de naturaleza mixta, que brinden prestaciones vinculadas a la salud". • Estos servicios de salud podrán ofrecer a sus usuarios Telemedicina, brindando la información pormenorizada al respecto, con los recursos humanos adecuados y la infraestructura necesaria. • El art. 7° de la Ley dispone que para prestar servicios de telemedicina, se deberá contar con el consentimiento expreso del paciente, remitiéndose a la normativa sobre Consentimiento Informado (Art. 11 de la Ley 18.335) , El referido artículo, al regular el consentimiento requerido en materia de Telemedicina, califica a las actividades que se realizan como "actos médicos", lo cual entraña una definición importante. (Ferreira et al., 2025)

En mayo de 2014 se estableció el Decreto 127/104 el cual determina la obligatoriedad de implantar los servicios de Prevención y Salud en el trabajo cualquiera sea la rama de Actividad y se estableció un plazo de 5 años para su implementación el cual se prorrogo y entro en vigencia en Noviembre de 2021 para empresas de entre 150 y 300 trabajadores y empresas mas pequeñas a partir de 2022.

Los Servicios de Prevención y Salud en el Trabajo deberán ser multidisciplinarios e integrado al menos por un Médico y un Técnico Prevencionista.

Las empresas con más de 300 trabajadores deberán contar con un servicio integrado al menos por un Médico y un Técnico Prevencionista o Tecnólogo en Salud Ocupacional, pudiendo ser complementado por Psicólogo y personal de Enfermería.

Las empresas que tengan entre 50 y 300 trabajadores deberán contar con un servicio que podrá ser externo, integrado por al menos un Médico y un Técnico Prevencionista o Tecnólogo en Salud Ocupacional, el que intervendrá en forma trimestral como mínimo.

Las empresas que tengan entre 5 y 50 trabajadores deberán contar con un servicio externo integrado por un Técnico Prevencionista o Tecnólogo en Salud Ocupacional que intervendrá en forma semestral como mínimo.

Quedan excluidas de la obligación de contar con dichos servicios las empresas con hasta 4 trabajadores. (prever consultores, 2025)

En Uruguay las empresas ocupacionales implementan la telemedicina dentro del marco de regulación vigente, tales como pulso Salud, preveniruy entre otras.

Venezuela

En la Gaceta Oficial de la República Bolivariana de Venezuela Extraordinaria signada con el número 6.207 de fecha 28 de diciembre de 2015, fue publicada por la Asamblea Nacional la Ley de Telesalud. La ley tiene por objeto establecer los principios, bases, lineamientos, control y regulación del funcionamiento de la Red de Telesalud, en procura de garantizar su uso adecuado en cuanto al acceso, cobertura y la calidad de atención a la población, mediante el apoyo de las tecnologías de información y comunicación, enmarcadas en herramientas de software libre, sin perjuicio de lo establecido en el marco jurídico correspondiente (artículo 1). (Zaibert & Asociados, 2015)

La Red de Telesalud es un conjunto de acciones y estrategias en materia de salud que hacen uso combinado de las tecnologías de información y comunicación en software libre con propóistos de atención integral, promoción a la salud, prevención de enfermedades, educación, auto cuidados, tratamiento, rehabilitación, investigación, vigilancia epidemiológica, participación y gestión desarrolladas por trabajadores competentes en el área de la salud (artículo 4). (Zaibert & Asociados, 2015)

Existen numerosas empresas ocupacionales que integran el componente de telemedicina para el seguimiento y ampliación de su cobertura. Dentro de ellas tenemos a Esoca, Saludmedt y Medicina Laboral de Venezuela C.A.

Perú

En el Perú, el 15 de febrero del 2019, se Aprobó el Reglamento de la Ley N° 30421, modificada con el Decreto Legislativo(DL) N° 1303, DL que optimiza procesos vinculados a Telesalud y tiene como ente Rector al MINSA, con el presente reglamento, los servicios de Telesalud se desarrollan en cinco ejes: 1.-

Telemedicina(Prestación de los servicios de salud), 2.- Tele gestión(Gestión de los servicios de salud), 3.- TeleIEC (Información, educación y comunicación a la población sobre los servicios de salud), , 4.- Tele capacitación(Fortalecimiento de capacidades del personal de la salud), 5. - Otros de carácter técnico relacionados a la aplicación de las tecnologías de la información y comunicación en los servicios de Telesalud (Allpas-Gómez, 2019)

Actualmente el Perú a través del MINSA (Dirección de Servicios de Atención Móvil de Urgencias de la Dirección General de Telesalud, Referencias y Urgencias del Ministerio) y el EsSalud(Centro Nacional de Telemedicina-CENATE) promueven Telesalud y Telemedicina a nivel nacional priorizando áreas remotas. (Allpas-Gómez, 2019)

En 2021, se aprobó el Reglamento de la Ley N° 30421, Ley Marco de Telesalud, que optimizó los procesos y estableció lineamientos para el desarrollo de la telesalud en Perú. Este reglamento ha sido crucial para la expansión y mejora de los servicios de telemedicina, incrementando su eficiencia y cobertura mediante el uso de tecnologías de la información y comunicación.

En 2024, la telemedicina en el Perú ha integrado tecnologías avanzadas como los dispositivos de TytoCare. Estos dispositivos permiten la transmisión de exámenes físicos a distancia, incluyendo sonidos del corazón, pulmones, abdomen, visualización de cavidades bucales y auditivas, y medición de la temperatura. Estas innovaciones han mejorado significativamente la capacidad de diagnóstico y tratamiento remoto, facilitando una atención médica más completa y precisa.

Las principales compañías mineras del Perú han comenzado a utilizar dispositivos de telemedicina como TytoCare para facilitar la atención médica de sus trabajadores. Esta tecnología no solo mejora el diagnóstico y tratamiento, sino que también reduce costos operativos y el tiempo de inactividad laboral. Además, las principales compañías de seguros, como La Positiva, y empresas de salud ocupacional están adoptando estas herramientas para brindar mejores servicios a sus clientes y empleados. (Hassinger, 2024)

A pesar de los avances, la telemedicina en el Perú enfrenta desafíos importantes, como la brecha digital y la escasa conectividad en zonas rurales. Es crucial mejorar las plataformas tecnológicas y aumentar la disponibilidad de banda ancha en todo el país. Además, se debe modernizar la infraestructura tecnológica de los centros de salud y capacitar al personal médico en el uso de estas herramientas. (Hassinger, 2024)

Utilidad de los programas de telemedicina

Los programas de telemedicina han tenido gran éxito en los países que cuentan con la institucionalización de la misma, tal como se describe en el Centro Nacional de Excelencia Tecnológica en Salud (2015) en su publicación colección de telesalud; 4 Experiencias de Telemedicina en México (CENETEC-Salud, 2015)

Sus casos de éxito se refieren a:
o acercar los servicios médicos a las comunidades menos favorecidas y más alejadas del área metropolitana. Sus alcances fueron: Brindar Asesoría en diagnóstico y tratamiento a distancia, referencia de pacientes, segunda opinión médica, monitoreo y orientación a pacientes.
o Apoyo en acciones de Salud Pública y Vigilancia Epidemiológica.
o Atención de urgencias sanitarias y desastres naturales.

- o Los enlaces que establecieron dentro de una red de hospitales permitieron que los residentes que se encuentren rotando por el hospital puedan tomar las clases del día correspondiente, de tal manera que eficiente su tiempo sin necesidad de trasladarse de hospital-hospital o bien hospital-universidad.

- o Realización de educación continua y estudios de postgrado en: Salud Pública, Manejo del Adulto Mayor; Geriatría y Emergencias Obstétricas. Capacitación continua a un menor costo (reducción de gastos de traslado del ponente, de los asistentes y de los coordinadores del curso, lugar sede, insumos).

- o servicios de Teleconsulta de especialidad, Tele radiología, Tele diagnóstico y Teleeducación

- o La implementación del ultrasonido en Telemedicina, presento gran impacto a disminuir las muertes maternas, ya que este monitoreo permite la detección temprana de posibles complicaciones obstétricas.

- o Reducción en el número de traslados de pacientes y familiares en caso de requerir interconsultas a otras unidades de salud en el estado

- o Reducción de riesgos laborales debido a la localización geográfica de algunos puestos de salud que ahora son alcanzados gracias al servicio de telemedicina. Los casos de éxito antes mencionados son también reproducidos en la experiencia de otros países tal como lo menciona Ponce, G. (2022) de Colombia y Calderón, T. F., Tufiño, F., & Gustavo, M. (2018) de Perú.

(Almada et al., 2021) en su estudio; Uso de la tele enfermería en salud ocupacional, el cual es de tipo descriptivo experimental, concluye que la implementación de la telemedicina permite evidenciar una mejora en la calidad de cuidado, mejora en la satisfacción de los trabajadores y de los resultados clínicos laborales. Este trabajo fue realizado en 3 Servicios de Salud

Ocupacional y 2 empresas de la zona de Misiones Argentina. En total atienden mensualmente 3,500 consultas por año y ambas tiene más de 600 trabajadores. (Mina Monteros, 2021) en su estudio Desarrollo de una aplicación móvil para teleconsultas médicas en la unidad de medicina ocupacional. Manifiesta que con la implementación del sistema web, se logró un cambio en los procesos de Teleconsulta garantizando el bienestar de los pacientes y los colaboradores de la institución, en esta primera fase se utilizó dicha aplicación en los 2 médicos del consultorio y a través de ella realizaron alrededor de 35 entrevistas, por lo que describieron que facilitaba su trabajo.

(Sánchez Cardona et al., 2021) en su estudio de tesis Calidad del servicio de medicina laboral en Asotranscal IPS debido a la pandemia COVID 19. Se evidencio que el uso de la

telemedicina, en el servicio de medicina laboral y ocupacional, permitió que no se afectaran la calidad de atención del servicio. En el año 2019 durante el segundo semestre atendieron un total de 959 usuarios y durante el mismo periodo del año 2020 se atendieron un total de 606 usuarios, a pesar de la pandemia el servicio no se vio interrumpido gracias a la utilización de la telemedicina.

(Calderon Torrejon y tufiño Fernandez, 2019) en su tesis; Implementación de un sistema basado en la telemedicina a fin de mejorar los ingresos económicos de la clínica ocupacional pulso salud, concluye; El uso de la telemedicina permitió: el incremento de la capacidad de brindar los servicios de salud ocupacional, el aumento de fidelización de clientes, la capacidad de atención fue de 20 empresas, comparado con el 2018 que se obtuvo 51 clientes. la reducción de los gastos generados por la movilización del equipo médico a provincias. Tras la implementación del sistema se observó que el número de médicos especialistas que atiende a los pacientes en provincias disminuyo notablemente, los costos de los viajes fueron reducidos notablemente en un 56.30%.

Riesgos laborales de los programas de telemedicina en salud ocupacional

El término teletrabajo se acuñó por primera vez en la década de 1970 y, actualmente, se define como la actividad laboral que se desarrolla fuera de las instalaciones de la empresa y con el uso de tecnologías de la información y de la comunicación, de este modo, el teletrabajador es la persona que utiliza la telemática para la realización de su profesión. En el Acuerdo Marco Europeo firmado el 16 de julio de 2002 y publicado como Anexo al Acuerdo Inter confederal para la Negociación Colectiva, de 30 de enero de 20032.

 Define el teletrabajo como una forma de organización y de realización del trabajo que utiliza las tecnologías de la información en el marco de un contrato o una relación de trabajo para realizar tareas que podrían llevarse a cabo igualmente en los locales de la empresa

En Medicina del Trabajo interesa de forma especial todo lo que repercute en la salud y seguridad del teletrabajador. El Acuerdo Marco establece dos obligaciones empresariales genéricas: adoptar las medidas necesarias para garantizar la protección de la salud y seguridad del trabajador, e informar al mismo o a sus representantes sindicales de la política de la empresa en materia de prevención de riesgos laborales. (Herrero et al., 2019)

Desde el punto de vista de la Salud Laboral, no existe una regulación concreta ni un protocolo de vigilancia de la salud que contemple los riesgos laborales específicos del teletrabajo. Se destacan entre ellos la exposición a ondas electromagnéticas, las deficitarias condiciones medioambientales del lugar de trabajo −ventilación, iluminación o ruido−, la ergonomía inadecuada del puesto de trabajo y factores psicosociales específicos de esta modalidad organizativa, que por novedosa queda falta de concreción.

El Acuerdo Marco que como se ha visto es el punto del que se parte, aborda superficialmente dos de los aspectos relacionados más directamente con el teletrabajo: el uso de pantallas de visualización de datos (PVD) y el aislamiento del teletrabajador y sus riesgos, sin embargo resultan insuficientes y deben complementarse con los convenios colectivos de cada empresa, partiendo de la diversidad normativa y legislativa existente en los distintos países europeos (Herrero et al., 2019)

En el estudio realizado por Ekpanyaskul y Padungtod (2021), se identificaron diversos problemas de salud ocupacional en los teletrabajadores, los cuales pueden ser consecuencia de factores como el entorno laboral, los comportamientos relacionados con el trabajo, malas posturas ergonómicas, así como la percepción alterada del entorno debido al aislamiento y la interferencia entre la vida laboral y familiar. Entre los problemas de salud más destacados asociados con la intensidad del trabajo, se encontraron cambios en el peso corporal, dolor musculoesquelético, aislamiento, depresión y agotamiento laboral. (Ekpanyaskul y Padungtod, 2021)

Por su parte, el artículo de Bonilla Prieto et al. (2014) titulado "Teletrabajo y su Relación con la Seguridad y Salud en el Trabajo", menciona el marco legal relacionado con las responsabilidades empresariales en el teletrabajo. Se señala que algunos teletrabajadores, al ser considerados independientes, no disfrutan de prestaciones sociales equivalentes a las de un trabajador presencial. Además, no existe una definición clara de horarios o tiempos máximos de trabajo, lo que afecta aspectos como el autocontrol y la gestión del tiempo laboral y personal. Esta falta de regulación administrativa podría aumentar el riesgo de problemas psicosociales, como el estrés laboral. (Bonilla Prieto et al., 2014)

CONCLUSIONES

Esta revisión documental proporciona una visión integral sobre la telemedicina en el ámbito de la salud ocupacional. Las empresas que ofrecen servicios ocupacionales han reportado una expansión en la cobertura de servicios, superando barreras geográficas que previamente limitaban su alcance. La telemedicina ha contribuido a la reducción de costos operativos, disminuyendo el ausentismo laboral y previniendo enfermedades, lo que a su vez ha incrementado la competitividad de las empresas.

La telemedicina facilita la gestión de riesgos laborales, la educación en seguridad e higiene ocupacional y el seguimiento de patologías laborales.

En Centroamérica, los principales desafíos para la adopción de esta tecnología incluyen la superación de barreras organizativas. Aunque los gobiernos están invirtiendo en salud digital, la medicina laboral aún carece de una normativa específica para su uso. Además, se enfrenta a retos relacionados con los procesos y el entorno digital, como la necesidad de alfabetización digital para los usuarios. Las investigaciones disponibles indican una alta aceptabilidad de la telemedicina entre los trabajadores, pero se requieren más estudios documentados para profundizar en estos hallazgos.

Los ministerios de gobernación están trabajando en el desarrollo de normas y procedimientos administrativos. Es crucial llevar a cabo más estudios sobre la usabilidad de la telemedicina en la salud ocupacional para mejorar la experiencia y superar las limitaciones existentes.

REFERENCIAS BIBLIOGRAFICA

Zaibert & Asociados. (28 de diciembre de 2015). Ley de telesalud -Boletin informativo. *Boletin informativo.* caracas, chacao, venezuela: RIF: J403938270.

Allpas-Gómez, H. L. (2019). Telesalud y Telemedicina, el presente y perspectivas futuras en el Perú y el mundo. *Revista Peruana de Investigación en Salud, 3*(3), 99-100. https://doi.org/ https://doi.org/10.35839/repis.3.3.338

Almada, J. M., Benitez, M., y Montenegro, S. (2021). Uso de la Teleenfermería en Salud Ocupacional. *XII Congreso Argentino de Informática y Salud (CAIS 2021) - JAIIO 50 (Modalidad virtual).* Argentina: universidad Nacional de la plata. https://doi.org/2451-7607

Alvarez Diaz, J. (2021). Aspectos éticos de la telemedicina ante la pandemia de Covid-19. *REVISTA MEDICINA Y ÉTICA, 32*(1). https://doi.org/10.36105

Arevalo Alonso, Gema. (2022). Revisión Sistemática sobre salud digital en la gestión del absentismo y el retorno al trabajo. *SciELO, 25*(1), 34-60. https://doi.org/10.12961

Asociacion Salud Digital. (Mayo de 2020). Guia basica de recomendaciones para la teleconsulta. Madrid, madrid, España.

Bonilla Prieto, L. A., Plaza Rocha, D. C., De Cerquera, G. S., y Riaño-Casallas, M. I. (2014). Teletrabajo y su Relación con la Seguridad y Salud en el Trabajo. *Ciencia & trabajo, 16*(49), 38-42. https://doi.org/https://dx.doi.org/10.4067/S0718-24492014000100007

Calderon Torrejon, F., y tufiño Fernandez, G. M. (9 de enero de 2019). Implementación de un sistema basado en la telemedicina a fin de mejorar los ingresos económicos de la Clínica Ocupacional Pulso Salud. *Implementación de un sistema basado en la telemedicina a fin de mejorar los ingresos económicos de la Clínica Ocupacional Pulso Salud.* Lima, Peru: REPOSITORIO ACADÉMICO USMP.

CENETEC-Salud. (25 de septiembre de 2015). *4 Experiencias de Telemedicina en México* . Centro Nacional de Excelencia Tecnológica en Salud. https://doi.org/978-607-460-290-6

Congreso de colombia . (2010). *LEY 1419.* Avance Jurídico Casa Editorial S.A.S.

Decreto Ejecutivo X de la Republica de Costa Rica. (1 de abril de 2020). Reglamento de telesalud del colegio de medicos y cirujanos de costa rica. *Reglamento de telesalud del colegio de medicos y cirujanos de costa rica*. Costa Rica, Costa Rica: Asamblea Nacional Costa Rica.

Durón, R. M., Salavarría, N., Hesse, H., Summer, A., y Holden, K. (2016). Perspectivas de la telemedicina como una alternativa para la atención en salud en Honduras . *Innovare, 8*(2), 49-55. https://doi.org/ISSN 2310-290X

Ekpanyaskul, C., y Padungtod, C. (2021). Problemas de salud ocupacional y cambios en el estilo de vida de los trabajadores novatos que trabajan desde casa en medio de la pandemia de COVID-19. *Seguridad y salud en el trabajo, 12*(3), 384-389. https://doi.org/10.1016/j.shaw.2021.01.010

Ferreira, H., Brites, D., y Riva, F. (16 de enero de 2025). *www.hughes.com.uy*. www.hughes.com.uy: https://www.hughes.com.uy/data/reports/files/1587331425a.pdf

Flores Gómez, S. E. (18 de julio de 2022). Teletrabajo en la salud ocupacional de los servidores públicos del GAD provincial de Santa Elena. *Teletrabajo en la salud ocupacional de los servidores públicos del GAD provincial de Santa Elena*. Península de Santa Elena, La libertad, Ecuador: La Libertad: Universidad Estatal Península de Santa Elena.

Fuentes, L. E. (11 de septiembre de 2020). *latinalliance*. latinalliance: https://latinalliance.co/2020/09/11/innovar-o-sobrevivir-la-telemedicina-en-el-salvador/

Hassinger, R. R. (29 de enero de 2024). *Telemedicina en el Perú avances tecnologicos en telemedicina.* munzsalud: https://munzsalud.com/telemedicina-en-el-peru/

Herrero, V., Torres , A., Torres , V., Ramirez , I., y García, C. (2019). El teletrabajo en salud laboral. . *CES Derecho, 9*(2), 287–297. https://doi.org/https://doi.org/10.21615/cesder.9.2.6

ISO. (mayo de 1992). *ISO*. ISO: https://www.iso.org/standard/16873.html

J. Page , M., E. McKenzie, J., M. Bossuyt, P., Boutron, I., Boutron, I., C. Hoffmann, T., . . . Fernández, S. A. (2021). Declaración PRISMA 2020: una guía actualizada para la publicación de revisiones sistemáticasThe PRISMA 2020.

Revista Española de Cardiología, 74, 790-799. https://doi.org/https://doi.org/10.1016/j.recesp.2021.06.016

La Gaceta. Diario oficial de Nicaragua. (12 de septiembre de 2001). Resolucion ministerial sobre Higiene industrial en los lugares de Trabajo. *MInisterio del Trabajo. Resolucion ministerial sobre Higiene industrial en los lugares de Trabajo.* Managua, managua, Nicaragua: La Gaceta.

Leon Avendaño, A. (15 de noviembre de 2020). La aplicación de la telemedicina en la medicina del trabajo en Colombia. *La aplicación de la telemedicina en la medicina del trabajo en Colombia.* Bogota, Colombia: Biblioteca Digital Minerva.

Martin, A. (30 de junio de 2023). *ASPY Prevención (Grupo Atrys).* ASPY Prevención (Grupo Atrys): https://www.aspyprevencion.com/

Mendoza Barón, D. F., y Pinzón Jaimes, F. (2018). Modelo de negocio para la implementación de la telemedicina enfocada en la salud ocupacional, en la IPS San Diego Servicios en Salud, en el departamento de Santander, Colombia. *Modelo de negocio para la implementación de la telemedicina enfocada en la salud ocupacional, en la IPS San Diego Servicios en Salud, en el departamento de Santander, Colombia.* Bogota, Colombia: Repositorio Institucional UNAB.

Menjívar, M. I., Linares Olán, G. E., y Meléndez Maldonado, C. L. (septiembre de 2019). Artículo Científico Telesalud en El Salvador, situación actual, desafíos y retos. *Artículo Científico Telesalud en El Salvador, situación actual, desafíos y retos.* San Salvador, Salvador: Escuela Latinoamericana de Medicina.

Mina Monteros, C. A. (18 de julio de 2021). Desarrollo de una aplicación móvil para teleconsultas médicas en la unidad de medicina ocupacional. *Desarrollo de una aplicación móvil para teleconsultas médicas en la unidad de medicina ocupacional. UTC. Latacunga.* Latacunga, Ecuador: Repositorio Digital Universidad Técnica de Cotopaxi .

Minsalud. (2 de 2019). Concepto telemedicina y telemonitoreo – Modificaciones, vigencia y conceptos acerca de la Ley 1419 de 2010. *Concepto telemedicina y telemonitoreo – Modificaciones, vigencia y conceptos acerca de la Ley 1419 de 2010.* Cali, Bogota, Colombia: Boletin Juridico No. 47.

Montaudon, m., Tomas, C., y Pinto López, I. (2021). Salud ocupacional y trabajo remoto durante la pandemia: riesgos y recomendaciones. *VinculaTégica Efan, 7*(1). https://doi.org/10.29105

Muñoz, C. (30 de abril de 2020). *consultorsalud.com.* consultorsalud.com: https://consultorsalud.com/

Navas, D., Varela, I., Young, J., Oliva, G., Álvarez, E., Amaya, G., . . . Gómez Ventura, S. (2020). Las primeras tres semanas de una clínica de telemedicina. *INNOVARE Revista de Ciencia y Tecnología, 9*(1), 9-13. https://doi.org/2310-290X

Nelson, A. V., Gallegos Ramírez, F., Rea Freire, A., y Galeas, M. (2021). Casco inteligente de seguridad industrial para la prevención de accidentes y enfermedades ocupacionales. *InGenio, 4*(1), 11-16. https://doi.org/10.18779

OIT. (2019). *Las plataformas digitales y el futuro del trabajo. Cómo fomentar el trabajo decente en el mundo digital.* Ginebra, Suiza: (PRODOC) de la Organizacion internacional del trabajo.

OPS. (mayo de 2016). *Marco de Implementación de un Servicio de Telemedicina.* Washington, DC : PAHO/WHO eHealth Program. https://iris.paho.org/handle/10665.2/28413

Parmanto , B., Lewis , A., Graham , K., y Bertolet , M. (2016). Desarrollo del Cuestionario de Usabilidad de Telesalud (TUQ). *International Journal of Telerehabilitation*, 3-10.

perez, l. (23 de mayo de 2022). *imexhs.com.* imexhs.com: https://imexhs.com/

Ponce, G. (2022). La enfermedad laboral a nivel mundial. *Revista Fasecolda*(186), 60-66. https://doi.org/10.5195

prever consultores. (29 de enero de 2025). *prever.* prever: https://www.prever.com.uy

procuraduria General de la Republica de Costa Rica. (18 de enero de 2024). *Reglamento para el control y regulación de a teleconsulta sanitaria en Costa Rica.* San Jose, Costa Rica: Sistema Costarricense de informacion Juridica.

Robles, Ó. I. (30 de septiembre de 2015). *Telemedicina en el ambiente empresarial.* https://doi.org/https://agg.org.gt/blog/revista-gerencia/telemedicina-en-el-ambiente-empresarial/

Rohith, R., Vijayaraghavan, H., y Huang, M.-Y. (2018). Smart Helmets for Safety in Mining Industry. *International Conference on Advances in Computing,.* Bangalore, India: IEEE. https://doi.org/10.1109

Roig, F., y Saigí, F. (2011). Barriers to the normalization of telemedicine in a healthcare system model based on purchasing of healthcare services using providers'. *Gaceta Sanitaria ,sciencedirect*, 397-402.

Rollon Gonzales, M., Pena Gutierrez, O., y Meir de Taboada, C. (2014). Medicina y Seguridad del Trabajo. *Medicina y Seguridad del Trabajo*. Madrid, España: revistaenmt@isciii.es.

Saiganow, S., Mazurov , V., Shilov , V., y Gorbanev , S. (2020). Tecnologías de telemedicina en salud y patología del trabajo. Higiene y Saneamiento. *Higiene y Sanidad, 99*(9). https://doi.org/10.47470

Sánchez Cardona, C. L., Franco Díaz, M., García García , W., y López Obando, D. (2021). Calidad del servicio de medicina laboral en Asotranscal IPS debido a la pandemia COVID 19. *Calidad del servicio de medicina laboral en Asotranscal IPS debido a la pandemia COVID 19*. Manizales, Colombia: Universidad Católica de Manizales.

Santos, A. d., y Fernández, A. (2013). *Desarrollo de la telesalud en América Latina Aspectos conceptuales y estado actual*. Santiago Chile: Publicación de las Naciones Unidas.

Saúde Digital Brasil. (28 de septiembre de 2021). *Estudio sobre el avance de las regulaciones de telemedicina en el mundo*. https://saluddigital.com/: https://setorsaude.com.br/

Scott, R. E. (2019). *Telehealth in the developing world*. Inglaterra: Prensa CRC.

Sociedad Argentina de Informática e Investigación Operativa. (2021). Uso de la teleenfermería en salud ocupacional. *XII Congreso Argentino de Informática y Salud (CAIS 2021) - JAIIO 50 (Modalidad virtual)*. Argentina: Sociedad Argentina de Informática (SADIO). https://doi.org/ 2451-7607

Thai, Y., Watterson, J., Sim , D., McCaffrey , T., Ramadas , A., y Malini , H. (2023). Una revisión del alcance de las intervenciones digitales de bienestar en el lugar de trabajo en países de ingresos bajos y medios. *PLOS ONE*. https://doi.org/10.1371

Villaroel, S., y Medina, S. (2021). TELEMEDICINA EN CHILE: USO, DESARROLLO Y CONTROVERSIAS. *Rev Chil Salud Pública, 26*(1), 48-57. https://doi.org/0719-5281

Young, B. O. (2023). Aspectos Eticos Y Legales De La Telemedicina En Panamá: Presente, Futuro E. *Anuario de Derecho*(52), 317-335. https://doi.org/ 2953-299X

Tabla de contenido

More
Books!

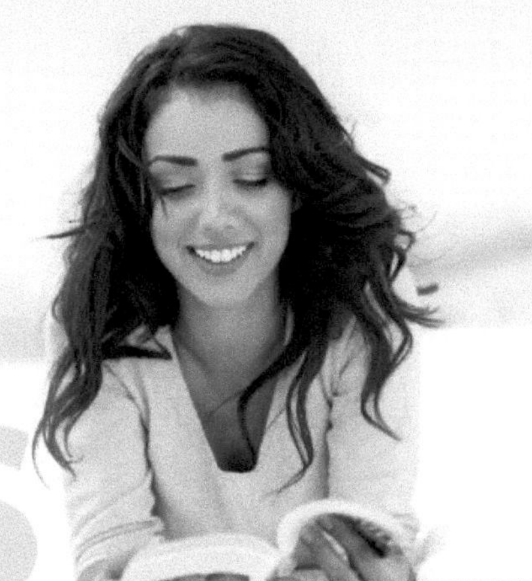

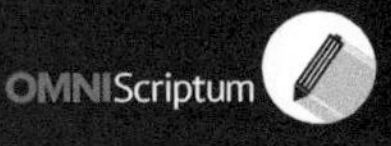

info@omniscriptum.com
www.omniscriptum.com
OMNIScriptum

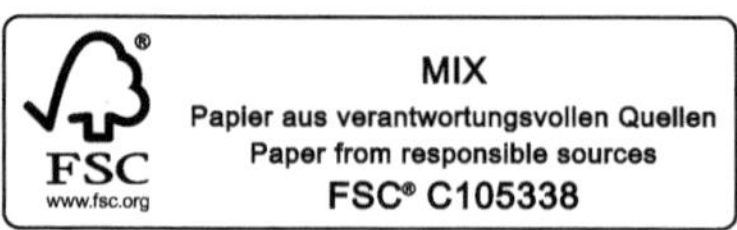

Printed by Books on Demand GmbH, Norderstedt / Germany